INSTRUCTION MÉDICALE,

POUR

MM. LES CAPITAINES DES NAVIRES DU COMMERCE
QUI N'ONT PAS DE CHIRURGIEN.

Membres de la Commission d'examen, instituée au Hâvre, pour la visite des Coffres de Médicaments,

(*Ordonnance du 4 Août 1819.*)

MESSIEURS

HUET, **Docteur en Médecine**,
Chevalier de la Légion-d'Honneur,
Membre de l'Académie Royale de Médecine, Médecin Honoraire de la Marine, au Hâvre ;

DEVERRE, **Docteur en Médecine**,
Ex-Chirurgien de première Classe de la Marine ;

DUPRAY, **Pharmacien au Hâvre**,
Chevalier de la Légion-d'Honneur.
Pharmacien-Honoraire de la Marine, Membre correspondant de la Société de Pharmacie de Paris, de la Société Hygiénique et Industrielle de la même ville, etc.

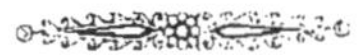

HAVRE,

IMPRIMERIE **ALPH. LEMALE**, RUE DES DRAPIERS.

1838.

INSTRUCTION MÉDICALE,

POUR

MM. LES CAPITAINES DES NAVIRES DU COMMERCE
QUI N'ONT PAS DE CHIRURGIEN.

Membres de la Commission d'examen, instituée au Hâvre,
pour la visite des Coffres de Médicaments,
(*Ordonnance du* 4 *Août* 1819.)

MESSIEURS

HUET, **Docteur en Médecine**,
Chevalier de la Légion-d'Honneur,
Membre de l'Académie Royale de Médecine, Médecin Honoraire de la Marine, au Hâvre ;

DEVERRE, **Docteur en Médecine**,
Ex-Chirurgien de première Classe de la Marine ;

DUPRAY, **Pharmacien au Hâvre**,
Chevalier de la Légion-d'Honneur,
Pharmacien-Honoraire de la Marine, Membre correspondant de la Société de Pharmacie de Paris, de la Société Hygiénique et Industrielle de la même ville, etc.

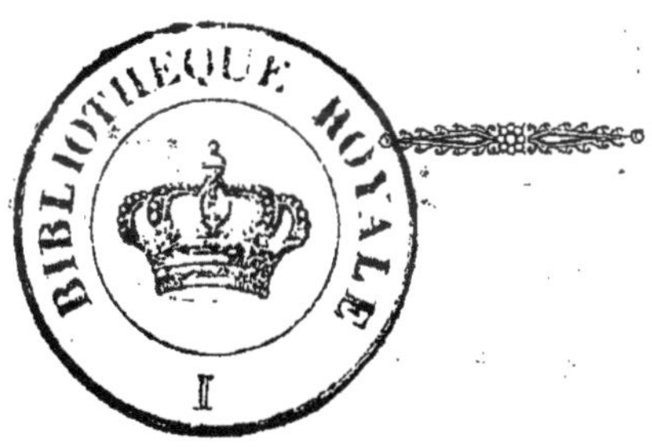

HAVRE,

IMPRIMERIE **ALPH. LEMALE**, RUE DES DRAPIERS.

1838.

AVIS.

MM. les Capitaines sont prévenus, qu'aux termes de l'Ordonnance du 4 Août 1719, leur Caisse de médicaments, *dont l'état est inscrit à la fin de cette instruction*, doit être confectionnée *trois jours au moins* avant leur départ, le Pharmacien qui la livrera devant d'ailleurs avertir les Membres de la Commission d'examen, *vingt-quatre heures avant la visite.*

Dans l'intérêt de la conservation des objets contenus dans la Caisse, elle fermera à clef, sera à compartiments disposés de manière à ce que les médicaments, linge et ustensiles divers y soient convenablement placés.

Après la visite de cette Caisse, scellée par la Commission, la clef, avec une étiquette portant le nom du navire, celui du capitaine et sa destination, sera remise avec le certificat de visite, au bureau de l'Inscription Maritime, pour être rendue au Capitaine ou à son représentant, avec son rôle d'équipage.

Les médicaments étant pour la durée du voyage, la Caisse ne peut être décachetée, sous *aucun prétexte*, avant que le bâtiment soit sous voile.

INSTRUCTION

MÉDICALE

pour MM. les Capitaines des Navires du Commerce qui n'ont pas de Chirurgien.

Précautions Hygiéniques ou Préservatives.

On ne saurait trop recommander à l'attention de MM. les Capitaines, les précautions suivantes, pour prévenir les maladies et pour conserver la santé des hommes qui leur sont confiés,

1° Former, autant que possible, l'équipage d'hommes sains et robustes.

2° S'assurer, et exiger même au besoin, que tous les matelots soient suffisamment pourvus de linge et de vêtements de rechange; qu'ils aient surtout des pantalons de drap et au moins une chemise de laine.

3° Prescrire soigneusement aux hommes quittant le quart de changer leurs vêtements mouillés avant de se livrer au sommeil; et, malgré la chaleur des régions inter-tropiquales leur enjoindre de se vêtir du pantalon de drap et de la chemise de laine pendant le quart de nuit : cette seule précaution peut les préserver des diarrhées et de la dyssenterie si meurtrières dans ces parages.

4° Profiter, de tems en tems, des beaux jours pour ouvrir les panneaux et pour exposer au soleil, les vêtements et la literie de l'équipage.

5° Veiller à la qualité des vivres et salaisons; les bons aliments, sont les premiers agens conservateurs de la santé du marin.

6° Se munir, autant que possible, d'un filtre afin d'avoir toujours de l'eau potable; si on était privé de ce moyen si utile dans les longues campagnes, on exposerait à l'air libre, dans un grand baquet, l'eau corrompue que l'on agiterait de tems en tems pour lui faire perdre sa mauvaise odeur. Dans ce cas, et, particulièrement sous l'influence des climats chauds, il conviendrait d'ajouter, dans l'eau du charnier, du sucre et une petite quantité, soit de vinaigre, soit d'eau-de vie, de rhum ou de tafia.

7° Veiller, pendant la campagne, à ce que les vases et ustensiles de cuisine soient toujours dans un grand état de propreté, et qu'ils soient étamés dans les relâches lorsqu'il sera nécessaire.

8° Faire pomper fréquemment pour enlever l'eau croupie de la sentine, et la remplacer immédiatement par une égale quantité d'eau puisée le long du bord. Si l'eau pompée est fétide, délayer *trois* à *quatre* cuillerées de *chlorure de chaux* dans un demi-seau d'eau que l'on versera dans la pompe, en l'y laissant séjourner jusqu'au lendemain afin de détruire la mauvaise odeur. Renouveller cette opération chaque jour, jusqu'à ce que l'eau sorte de la pompe sans odeur désagréable.

9° Faire rincer, de tems à autre, la bouche des marins, avec de l'eau acidulée de vinaigre, ou avec 15 *à* 20 *gouttes* de *chlorure d'oxide de sodium*, dans un verre d'eau.

10° Ordonner aux matelots, après le branle-bas du matin, de se laver tous les jours et de mettre du linge blanc au moins une fois par semaine.

11° Entretenir enfin la plus grande propreté dans toutes les parties du navire, et particulièrement dans le logement de l'équipage. Ce logement devra d'ailleurs être gratté, de préférence à l'usage du faubert ou du lavage, afin d'éviter l'influence de l'humidité si préjudiciable à la santé.

12° Embarquer autant que possible, et pour la durée présumée de la traversée, une quantité suffisante de pommes de terre, des oranges et des citrons dont l'efficacité est reconnue dans les maladies des gens de mer et particulièrement dans le scorbut.

MM. Les capitaines éclairés déjà par l'expérience de la navigation, apprécieront, sans doute, toute l'importance de ces conseils hygiéniques, qu'ils s'efforceront de mettre en pratique, tant dans l'intérêt de la santé des équipages que pour la réussite des opérations commerciales dont ils sont chargés par leurs armateurs.

N.B. MM. Les capitaines qui ne savent pas saigner, ne peuvent se dispenser de prendre un certain nombre de sangsues,

---

PREMIERE PARTIE

Maladies Internes.

On ne doit s'attendre à rencontrer dans cette instruction qu'une indication sommaire des principaux symptômes propres à caractériser les maladies qui se manifestent le plus ordinairement à la mer; MM. les Capitaines trouveront, dans chacune de ces indications, l'emploi des moyens ou des médicamens qui leur sont confiés.

Fièvres continues, Phlegmasies, Inflammations.

Presque toutes les maladies s'annoncent par un certain nombre de symptômes, tels que des lassitudes, des douleurs dans les membres, diminution ou augmentation de la chaleur du corps, douleur de tête, perte d'appétit, dégoût, nausées, etc. Ces symptômes indiquent bien une altération de la santé, mais ne constituent pas encore une maladie spéciale, caractérisée.

Ce n'est souvant qu'après deux ou trois jours que l'on peut déterminer, avec fondement, le genre d'affection que le malade doit éprouver. On doit donc, pendant ce tems, se contenter d'observer le malade et s'en tenir à des moyens généraux: ainsi, la diète, une boisson délayante, le repos et la chaleur du lit suffiront, dans beaucoup de cas, pour faire disparaître tous ces dérangemens et ramener la santé. Au contraire, si le malade continue à prendre des aliments et à s'exposer à l'intempérie de l'atmosphère, non seulement cet état se prolongera, mais il s'aggravera de plus en plus, et il finira par produire une maladie plus ou moins dangereuse.

Si, par l'imprudence du malade ou par la nature propre de l'affection dont il est atteint, les symptômes que nous avons indiqués persistent ou prennent plus d'intensité, il faudra s'attacher particulièrement à ceux qui affectent plus énergiquement les organes principaux, tels que ceux de la tête, de la poitrine ou du bas-ventre.

Si la face et les yeux sont rouges; si le pouls est fort et dur; si la douleur de tête est violente; s'il y a assoupissement, délire, l'affection peut être cérébrale et l'on devra saigner le malade, ou appliquer douze sangsues derrière les oreilles. On placera en même tems, aux pieds, des cataplasmes sinapisés (*formule* n° 21.) ou l'on fera prendre des bains de jambes en délayant dans l'eau bien chaude trois à quatre onces de *farine de moutarde*; on fera aussi sur la tête des applications d'eau froide, en y ajoutant un peu de vinaigre. Si l'assoupissement ou le délire continue, on placera des vésicatoires aux gras des jambes, aux mollets, ou à la partie interne des cuisses. Les lavemens ne seront pas non plus négligés et le malade fera usage de la limonade de *crême de tartre* (*formule* n° 4) à laquelle on pourra substituer le suc de citron ou d'orange lorsqu'on pourra s'en procurer.

Si la maladie intéresse les organes de la poitrine, ce que l'on reconnaîtra à la toux, à la difficulté de respirer, à la présence d'un point de côté, à des crachats écumeux ou sanguinolents, cet état annonce une fluxion de poitrine (pneumonie ou pleurésie). Il faudra encore saigner ou appliquer 20 à 30 sangsues sur le côté douloureux que l'on couvre ensuite d'un cataplasme chaud, et plus tard d'un vésicatoire, si la douleur et la difficulté de respirer subsistent. On prescrira en même tems une tisane adoucissante avec l'orge mondé à laquelle on ajoute deux gros de gomme arabique en poudre et du miel (*formule* n° 2).

Dans le cas où la violence de la maladie se porterait sur le bas-ventre, soit qu'elle intéresse l'estomac, le foie ou les intestins, ce qui constituerait une inflammation de ces viscères; dans l'une et l'autre de ces affections, si la douleur est aiguë, si le ventre est sensible et tuméfié, il faudra d'abord le couvrir de cataplasmes chauds, et, si la douleur ne diminue pas, appliquer 20 ou trente sangsues sur les points les plus douloureux. Les demi-lavemens émolliens (*formule* n° 17) seront administrés 2, 3 et 4 fois par jour, et le malade fera usage pour boisson de l'eau de gomme sucrée (*formule* n° 2).

La fièvre jaune, malheureusement assez connue des marins est au nombre des maladies graves que nous venons de signaler à grands traits. Nous ne pouvons sans danger conseiller ici d'autres médicamens que ceux qui composent le traitement dit des créoles, et qui consiste en boissons ou tisanes adoucissantes, cataplasmes ou fomentations émollientes sur le ventre et lavemens de même sorte.

Si, après un ou plusieurs jours de diarrhée, il survient des vomissements, si la matière des selles est liquide et assez semblable à l'eau de riz, si le corps se réfroidit et prend une teinte bleuâtre, le malade est atteint du choléra. Il faut se hâter de le réchauffer en le couvrant et le frictionnant avec des étoffes de laine, en plaçant à ses pieds, entre ses cuisses et sous les aisselles des briques chaudes ou des bouteilles remplies d'eau chaude. On lui fera prendre d'heure en heure une cuillerée de la potion laudanisée (*formule* n° 14) et, si cela était possible, on le plongerait dans un bain chaud.

On prévient quelquefois le développement des accidens, lorsqu'il n'y a encore que diarrhée, par la diète, des vêtemens chauds et des demi-lavemens laudanisés.

Dans les cas graves que l'on vient de mentionner, il est très-important que le malade continue l'usage des moyens qui ont été conseillés jusqu'à ce que son état soit sensiblement amélioré. Il ne faut pas se hâter de lui accorder des alimens, et lorsqu'il pourra en prendre, il faudra commencer par les plus légers, tels que farines de riz et de pommes de terre cuites à l'eau et sucrées. On peut aussi faire de la même manière une espèce de crême avec de la mie de pain.

Dans les relâches où l'on pourra se procurer de la viande fraîche, on donnera deux ou trois potages par jour ; mais les alimens solides ne devront être permis que lorsque le malade sera assez bien remis pour être en état de les digérer facilement.

N.B. On ne peut qu'inviter Messieurs les armateurs à mettre à la disposition des capitaines, une certaine quantité de gélatine sèche, ou en tablettes bien préparées et propres à faire du bouillon et même des potages, en y ajoutant les farines dont il vient d'être fait mention.

Fièvres Intermittentes.

La fièvre intermittente porte aussi le nom de fièvre d'accès, et elle présente cela de particulier, c'est qu'au bout de quelques heures la maladie paraît guérie. Mais après un intervalle plus ou moins long, la fièvre revient avec tous ses symptômes : ainsi elle reparaît aux mêmes heures ou à peu près, soit tous les jours, tous les deux ou trois jours. L'accès de fiévre intermittente est annoncé par des baillemens, un accablement général avec douleurs dans tous les membres ; un sentiment de froid plus ou moins prononcé avec tremblement et pâleur extrême de la face ; c'est aussi dans ce moment que le malade éprouve souvent des angoisses dans la région de l'estomac avec des envies fréquentes de vomir ou même des vomissemens.

Cet état de malaise est remplacé par une chaleur prononcée à la peau, avec rougeur de la face, soif parfois extrême, agitation très-grande, mal de tête assez violent pour occasionner du délire chez quelques malades.

Peu-à-peu ces derniers symptômes diminuent et la peau se couvre d'une sueur, plus ou moins abondante, après laquelle le malade éprouve un mieux très-marqué. C'est cet intervalle de bien-être que l'on appelle *intermittence*, et dont il faut profiter pour administrer les remèdes propres à guérir la maladie.

On conçoit qu'il faut, au moins, deux ou trois accès, pour bien caractériser une fièvre intermittente ; et jusqu'à ce que l'on ait acquis cette certitude, on fera prendre au malade des boissons délayantes et quelques tasses d'une infusion de thé ou mieux de camomille, en soumettant toutefois le malade à une diète sévère et même absolue pendant la durée de la fièvre.

Si les accès persistent malgré l'emploi de ces premiers moyens, qui souvent suffisent pour guérir une fièvre intermittente simple, on aura recours au *sulfate de quinine*, administré comme il est dit *formule* n° 15.

C'est toujours pendant l'intermitence, ou l'intervalle d'un accès à l'autre, qu'il faut administrer le sulfate de quinine de manière que la dernière dose soit employée deux heures avant l'accès que l'on veut combattre. Cependant si le malade éprouve des douleurs d'estomac ou des vomissements dans l'intervalle des accès, ou après avoir pris du sulfate de quinine, on le donnera en lavement à la dose de 12, 18 à 24 grains (*formule* n° 16), selon la violence des accès. On fera prendre d'abord au malade un lavement à la décoction de graine de lin, et après qu'il l'aura rendu, on administrera celui au sulfate de quinine en recommandant au malade de le conserver le plus long-tems possible.

Si l'accès de fièvre est arrêté par l'emploi du sulfate de quinine, on en continuera l'usage à la même dose pour prévenir le retour d'un second accès, après quoi, on diminuera graduellement la dose de ce médicament de manière à ce que le malade en prenne seulement un grain chaque jour correspondant à celui de la fièvre.

Si, après avoir employé le sulfate de quinine pour combattre trois ou quatre accès de fièvre, la maladie persiste, il conviendra d'abandonner ce moyen pour revenir à l'usage des boissons indiquées, et surtout à l'infusion de camomille dont le malade prendra quatre tasses par jour, et ce sera le cas de lui prescrire un régime doux et peu abondant.

Après la guérison des fièvres intermittentes, le malade éprouve souvent un appétit très-prononcé qu'il ne doit pas satisfaire complètement sans s'exposer à une rechute toujours plus difficile à guérir. Si, au contraire, après l'absence de plusieurs accès de fièvre, le malade n'avait pas d'appétit, s'il n'allait pas régulièrement à la garde-robe, si la langue était sale et limoneuse, c'est alors que l'on pourra administrer, avec avantage, une légère purgation, (*formule* n° 9 ou n° 10), et ensuite, on fera prendre au malade, chaque matin à jeun, un demi-verre de vin de quinquina préparé comme il est dit *formule* n° 18, ce moyen sera continué pendant sept à huit jours.

Mal de Gorge.

Cette maladie assez commune par suite de l'humidité et du froid auxquels on est exposé fréquemment à la mer, présente plusieurs degrés facile à reconnaître par la plus ou moins grande difficulté d'avaler.

Le malade éprouve ordinairement des frissons vagues, de la douleur à la tête, des lassitudes dans les membres, avec perte d'appétit. Si le malade est jeune, fort, s'il a l'œil brillant, la face rouge et la peau brûlante et sèche, on devra lui pratiquer une ou deux saignées du bras. Si on avait des sangsues, on en appliquerait 15 à 20 autour de la gorge; on lui fera prendre aussi des bains de jambes à l'eau de mer très-chaude, et dans laquelle, selon la violence du mal, on délayera 3 à 4 cuillerées de farine de moutarde. Des cataplasmes de farine de lin seront appliqués à la gorge, et l'on fera respirer au malade la vapeur de l'eau chaude. On ne négligera pas non plus les lavemens émollients, et l'on fera boire au malade de l'eau d'orge mondé sucrée ou miellée. Le régime sera plus ou moins sévère selon la gravité du mal. Les gargarismes sont généralement nuisibles.

Constipation opiniâtre.

Elle se combat par la crême de tartre, une cuillerée à bouche dans un verre d'eau chaude, quelques prises de rhubarbe en poudre, ou bien encore par l'usage d'un verre d'eau de mer le matin à jeun.

Coliques

Le marin, exposé au froid et à l'humidité, est souvent atteint de coliques. Lorsqu'elles sont aiguës et qu'elles durent depuis plusieurs heures, on doit s'assurer d'abord que le malade n'a pas de hernie. On lui supprimera les alimens et on lui fera boire de l'eau d'orge sucrée, chaude; on couvrira le ventre de flanelle chaude, de cataplasmes émollients que l'on arrosera même avec une cuillerée à café de laudanum, et on administrera des demi-lavemens à l'eau tiède, avec quelques cuillerées d'huile d'olive. Si les coliques ne cédaient pas à ces moyens, on mettra 10 à 12 gouttes d'éther et 5 à 6 gouttes de laudanum dans un demi-verre d'eau sucrée, que l'on fera prendre en une seule dose, et que l'on répétera de trois en trois heures, si les coliques persistent. Cette potion cependant ne devra pas être renouvellée plus de 3 à 4 fois dans les vingt-quatre heures. Si la maladie résiste encore à ce dernier moyen, on s'en tiendra à la tisane, au demi-lavemens et au régime.

S'il était prouvé que les coliques fussent le produit d'une indigestion, on pourra faire vomir le malade, avec de l'eau tiède, et on lui fera boire abondamment du thé léger ou une infusion de camomille.

Diarrhée.

La diarrhée sans fièvre, sans douleurs, cède ordinairement à quelques jours d'abstinence, aux boissons adoucissantes et au demi-lavements avec un jaune d'œuf ou de l'amidon.

Dyssenterie.

La dyssenterie est une maladie grave à laquelle les marins sont particulièrement exposés, pendant leur séjour dans les Colonies, et c'est surtout en revenant en Europe, que MM. les Capitaines devront faire attention à cette cruelle maladie.

On la reconnaît aux signes suivans: fièvre, douleurs dans le ventre, tranchées vives, insomnie, resserrement et chaleur dans le rectum, selles fréquentes, glaireuses et sanguinolentes, quelque fois de sang pur; besoin irrésistible et souvent continuel d'aller à la garde-robe, et alors, sentiment d'un poids incommode, comme si les intestins allaient s'échapper par l'anus, quelquefois même il en sort une partie; on devra d'abord soumettre le malade à une diète très-sévère que l'on prolongera autant que l'exigera la persistance des accidens. Les boissons seront adoucissantes, comme l'eau d'orge mondé, l'eau de gomme sucrée, et on recouvrira le ventre de cataplasmes de farine de lin. On donnera des demi-lavements d'eau de riz ou de graine de lin, auxquels on pourrait ajouter, selon les cas, 8 à 10 gouttes de laudanum.

Si les douleurs sont très-violentes, on appliquera 15 ou 20 sangsues sur les points les plus douloureux du ventre, ou aux environs de l'anus. C'est alors qu'il pourra convenir d'administrer un vomitif avec l'ipécacuanha (*formule* n° 7). Si ensuite les évacuations continuent avec fréquence, et que les coliques subsistent, on pourra faire prendre, le soir, 8 à 10 gouttes de laudanum liquide dans un demi verre d'eau d'orge sucrée. On terminera le traitement, en faisant prendre au malade, de deux en deux heures, une pastille d'ipécacuanha, jusqu'au nombre de 5 à 6 par jour.

On aura soin aussi d'isoler le malade, et de faire, dans le local qu'il habite et particulièrement dans le vase qui sert aux garde-robes, de fréquentes aspersions avec les chlorures de chaux ou d'oxide de sodium étendus d'eau, afin de détruire l'odeur fétide que répandent toujours les évacuations alvines.

Rhumatismes.

Les Rhumatismes sont une affection si commune chez les marins et tellement connue des capitaines, que l'on pourrait l'abandonner à leur propre expérience. Il suffira de leur rappeler que la partie douloureuse doit être constamment recouverte de laine, qu'il convient de la frictionner avec de l'huile chaude, du baume opodeldoch (nº 35), si le rhumatisme se prolonge trop longtems, il pourra être nécessaire d'appliquer un vésicatoire sur la partie malade.

Apoplexie.

L'apoplexie est une maladie grave qui frappe souvent d'une manière subite ; quelquefois cependant, elle est précédée par des maux de tête, des vertiges, des éblouissemens, tout à coup, ces symptômes augmentent, le malade chancelle, tombe, parle avec peine en cherchant ce qu'il veut dire : bientôt, il tombe dans un assoupissement profond, il est sans connaissance, insensible, la respiration est bruyante, l'œil est fixe, la figure est ordinairement rouge, la bouche est tirée à droite ou à gauche ; d'autres fois aussi, on remarque l'abaissement d'une paupière, et presque toujours l'immobilité du bras et de la jambe du même côté. La première chose à faire dans une attaque d'apoplexie, est de desserrer les parties des vêtements qui font ligatures autour du corps du malade, comme : la cravate, la ceinture de la culotte, les jarretières. On transportera le malade dans un endroit frais et aéré, de manière qu'il ait la tête élevée et découverte.

Si l'apoplexie survient après un repas copieux,

on doit provoquer le vomissement en faisant boire de l'eau tiède émétisée (trois grains d'émétique par verre à donner par cuillerée à bouche). Si au contraire l'estomac est vide, si le sujet est jeune et fort, la face rouge, on tirera du sang, si cela est possible, en saignant le malade ou en appliquant des sangsues ; on lavera la tête avec de l'eau froide pendant que l'on tiendra les jambes plongées dans un bain très-chaud à la farine de moutarde ou à l'eau de mer; on donnera des lavements avec quatre cuillerées de sel d'epsom, ou avec de l'eau de mer. Si le malade est âgé, faible, pâle, on lui appliquera aux jambes, des synapismes ou des vésicatoires, et on lui donnera les lavements dont il vient d'être parlé, en y ajoutant trois grains d'émétique.

Asphyxie des Noyés.

C'est l'état d'une personne que l'on vient de retirer de l'eau, avec les signes d'une mort apparente. Ce n'est pas l'entrée de l'eau dans l'estomac qui cause cet état, mais bien la privation de l'air. En conséquence, on ne suspendra pas le noyé par les pieds; on le couchera horizontalement incliné sur le côté droit et la tête un peu élevée; les secours doivent être prompts. Il faut d'abord deshabiller celui que l'on veut secourir, et pour éviter toute secousse violente, on coupera tous ses vêtements avec des ciseaux. Cela fait, on essuyera promptement le corps, que l'on enveloppera dans une couverture de laine chauffée d'avance s'il est possible. On lui fera des frictions sur toute la surface du corps, avec de la flanelle, une brosse ou même la main; on lui passera sous le nez le flacon d'alcali volatil, on chatouillera le dedans de la gorge et des narines avec les barbes d'une plume. On donnera des lavements avec deux ou trois cuillerées de sel d'epsom ou de l'eau de mer, et dès que le malade pourra avaler, on lui fera prendre, avec précaution, une cuillerée de vin chaud, que l'on répétera jusqu'à ce que la chaleur soit entièrement rappelée.

Le moyen le plus efficace à mettre en usage pour rétablir la respiration, est la compression modérée exercée sur la poitrine et sur l'abdomen.

Voici comme elle se pratique : on appuye une main sur la base de la poitrine et l'autre sur le ventre en pressant alternativement tantôt avec l'une, tantôt avec l'autre main.

Lorsque la respiration est parfaitement établie, si la face est rouge et violette, si la douleur de tête est violente, il sera utile de pratiquer une saignée modérée au bras et de maintenir, au moins pendant 24 heures, le malade à une diète sévère.

Scorbut.

Il se reconnaît à la pâleur, à la bouffissure de la face, à l'état de faiblesse, aux douleurs vagues dans les membres, au gonflement des gencives qui sont saignantes, aux taches rouges, bleuâtres et livides sur diverses parties du corps. Cette maladie, autrefois terrible sur nos vaisseaux, s'y montre bien plus rarement aujourd'hui que les marins sont mieux nourris et moins entassés.

Les principaux moyens de prévenir et de combattre le scorbut consistent essentiellement à garantir, autant qu'on le peut les marins de l'humidité et à tenir l'intérieur du vaisseau le plus sec possible. Le traitement se composera d'une limonade citrique (*formule* n° 4 bis), ou mieux, s'il était possible, d'une orangeade ou d'une limonade au suc de citron frais. On donnera au malade trois fois par jour un demi-verre de vin dans lequel on mêlera une cuillerée à café de teinture de quinquina, et cette teinture serait encore avantageusement remplacée par le suc exprimé, à l'instant, d'un citron ou d'une orange.

La nourriture sera essentiellement végétale et composée, s'il se peut, de végétaux récens et non cuits, tels que salades, cresson, raves, etc.

MM. Les capitaines sont invités à se procurer, partout où ils le pourront, des oranges et des citrons pour en répandre le suc dans les alimens mêmes des marins.

Maladies vénériennes.

Nous ne pouvons donner ici le traitement de la vérole confirmée, le séjour et le régime du bord, s'opposant à l'administration des préparations mercurielles sans s'exposer à de graves inconvénients. Cependant celui qui aurait eu l'imprudence de s'embarquer avec cette maladie, devra, en attendant la première relâche, employer divers moyens susceptibles d'en arrêter, au moins, les progrès. Il s'abstiendra du vin pur, des liqueurs fortes et du café; il fera usage de la *tisane émolliente n° 3* au commencement, de *celle n° 5* sur la fin de l'irritation. Dans le cas de gonorrhée ou de chancres à la verge, on baignera souvent cette partie dans une décoction de *semence de lin n° 3*. Les chancres seront ensuite pansés avec l'onguent mercuriel simple, et s'il sont petits, peu douloureux, on les saupoudrera avec le *mercure doux* ou *calomelas*.

On préviendra l'engorgement des testicules en maintenant les bourses relevées et bien soutenues. Si malgré cette attention, l'engorgement survenait, que la douleur et le gonflement fussent considérables, on appliquera, sur l'organe malade, 10 à 12 sangsues; des cataplasmes de farine de lin ou de biscuit; et dès que la douleur sera dissipée, on mettra des cataplasmes froids arrosés avec de l'extrait de saturne.

Dans le cas de bubon ou poulain commençant, un emplâtre de *vigo cum mercurio*, appliqué sur la tumeur, convient parfaitement; mais si le bubon est volumineux, si la peau est rouge et la douleur vive, il faudra recourir à une application de sangsues et recouvrir la partie de cataplasmes très-peu chauds. S'il survient un abcès, dès qu'il sera ouvert, on pansera la plaie avec l'onguent jaune ou l'onguent mercuriel étendu sur un plumasseau de charpie.

DEUXIEME PARTIE.

MALADIES EXTERNES

Inflammation et Abcès.

Les inflammations de toutes espèces se reconnaissent à la tuméfaction plus ou moins prononcée d'une partie, avec chaleur, rougeur et douleur. Celles qui sont très-légères se dissipent d'elles-mêmes. Celles qui tendent à la suppuration ou à se convertir en dépôt, se traitent avec des cataplasmes tièdes, et lorsque le pus s'est fait jour à travers la peau, on achève la guérison en continuant les cataplasmes, en lavant soigneusement la partie, que l'on recouvre d'onguent jaune, ou de sparadrap de diachylon.

Panaris.

Cet inflammation du doigt est plus ou moins profonde, et presque toujours très-douloureuse. Au début de la maladie, on peut quelquefois dissiper entièrement le mal en trempant le doigt dans l'eau très-chaude, et en y appliquant quelques sangsues;

on trempera, plusieurs fois par jour, la partie malade dans une décoction de graine de lin tiède, et on la recouvrira d'un cataplasme fait avec la farine de semence de lin. Lorsque l'abcès est ouvert, on le pansera avec un plumasseau enduit d'onguent styrax jusqu'à ce que la plaie soit bien nettoyée, rouge et vermeille; on la recouvrira alors d'onguent jaune ou de charpie imbibée dans l'eau blanche, *formule* n° 23.

Ophthalmie.

Inflammation plus ou moins vive des yeux. Quand elle est peu douloureuse, elle se guérit en les lavant plusieurs fois par jour avec de l'eau tiède ou avec une infusion de fleurs de sureau, et en y appliquant des compresses imbibées dans cette même infusion.

Si après trois à quatre jours, l'inflammation persiste, quoique la douleur soit dissipée, on les bassine avec de l'eau fraîche à laquelle on ajoute quelques gouttes d'extrait de saturne, *formule* n° 23

L'ophthalmie qui est accompagnée de douleurs vives, de maux de tête, exigera la diminution des aliments, et l'usage des boissons délayantes, *formules* n°s 1, 2 et 3. Les bains de jambes répétés et les lavements seront aussi mis en usage, et on pourra même recourir à l'application de

10 à 12 sangsues aux tempes. Si elle résiste à tous ces moyens ou qu'elle s'aggrave, on appliquera un vésicatoire derrière l'oreille. Sur la fin de la maladie, les lotions avec du thé léger pourront aussi être employées avec avantage.

Douleur d'oreille.

Elle est quelquefois assez vive pour troubler le repos et pour forcer le marin à suspendre son travail. On pourra parvenir à la calmer en exposant la partie malade à la vapeur de l'eau bien chaude ; on introduira dans l'oreille un peu de coton imbibé d'huile d'olive chaude, ou de trois à quatre gouttes de laudanum. Des cataplasmes bien chauds, appliqués sur l'oreille seront aussi mis en usage.

Plaies.

Une plaie faite par un instrument tranchant qui a divisé les parties, se guérit sans onguents, baumes ou liqueurs. Après l'avoir nettoyée avec de l'eau tiède, lorsque la plaie aura une certaine étendue, et qu'elle intéressera toute l'épaisseur de la peau et les parties sous-jacentes, on en rapprochera les bords que l'on maintiendra en rapport au moyen de bandelettes de sparadrap de diachylon, placées en travers de la division.

Ces bandelettes auront une étendue d'autant plus longue que la plaie sera plus profonde et ses bords plus écartés; elles seront superposées de manière à la préserver du contact de l'air, et un léger plumasseau de charpie, une compresse maintenue par une bande très-peu serrée, achèveront le pansement, qui sera renouvelé au bout de deux ou trois jours.

Si la plaie est compliquée d'hémorragie, on y appliquera un fort plumasseau de charpie et la bande sera plus fortement serrée. Si la perte de sang a été considérable et qu'il ne survienne ni gonflement, ni douleur vive dans le membre ou la partie blessé, on ne relèvera l'appareil qu'au bout de trois à quatre jours, en ayant soin de bien l'arroser avec de l'eau tiède, afin de retirer facilement, et sans traction, la bande et la charpie. A chaque pansement on aura soin de bien laver la plaie et les parties salies par le pus, et on la recouvrira d'un plumasseau de charpie sèche ou trempée dans du vin miellé, de préférence aux onguents qui ne peuvent que retarder la cicatrisation des plaies simples.

Une plaie faite par un instrument contondant qui aurait écrasé et meurtri les chairs, sera recouverte, d'abord, d'un cataplasme de farine de lin ou de biscuit; on aura d'ailleurs l'attention de la nettoyer et d'enlever les corps étrangers qui pourraient s'y rencontrer. Au bout de quelques jours, s'il ne survient pas d'inflammation, on la pansera comme il vient d'être dit

Les plaies qui ont une certaine étendue, celles avec douleur ou qui suppurent abondamment, exigent toujours une diète plus ou moins sévère, l'usage des boissons délayantes (*formule* n° 2), et surtout la privation des liqueurs. Dans les plaies de tête, avec ou sans fracture du crâne, la saignée est nécessaire; il faut aussi entretenir la liberté du ventre.

Le taffetas gommé suffit pour les plaies qui n'intéressent que la surface de la peau.

Contusions.

Celles qui sont faibles se pansent avec des compresses trempées dans de l'eau de mer ou dans de l'eau-de-vie camphrée; si elles sont fortes avec épanchement de sang sous la peau, on aura recours aux cataplasmes; si les douleurs sont vives et la partie tendue, on y appliquera d'abord des sangsues, puis des cataplasmes.

Furoncles. (clous)

S'ils sont très-gros, enflammés, douloureux, on y appliquera des cataplasmes de farine de lin, et lorsqu'ils seront ouverts on les pansera avec un linge enduit d'onguent styrax, puis avec de *l'onguent jaune* (*n°* 31) lorsque la petite plaie sera nettoyée des filaments qui l'obstruent pendant les premiers jours. Dans les simples clous, un emplâtre de diachylon ou de sparadrap suffit.

Gale.

Maladie qui exige les plus grandes précautions pour empêcher sa communication. Elle se reconnaît à la démangeaison, à des boutons, par fois purulents, placés entre les doïgts, aux jointures et particulièrement sur le ventre.

On la guérit en se frottant le corps et notamment les jointures, avec gros comme une noix de la *pommade anti-psorique* (n° 30). On fera ces frictions matin et soir, pendant 10, 12 à 15 jours; et à la fin du traitement on purgera soit avec un paquet de jalap en poudre ou avec la *potion purgative* (n° 9).

Après le traitement, on devra recommander au malade, de prendre quelques bains pour se nettoyer le corps, et les divers objets d'habillement qui auront servi, devront être lavés soigneusement et exposés à l'air.

Brûlure.

Lorsqu'elle est superficielle, sans ampoule, on plongera la partie dans l'eau froide que l'on renouvellera à mesure qu'elle s'échauffe, on y appliquera ensuite des compresses trempées dans *l'eau végéto-minérale* (*formule* n° 23). On percera les ampoules sans enlever la pellicule; et dans le cas où il surviendrait des ulcérations, on les pansera avec de la charpie ou du linge légèrement enduit *d'onguent jaune* (n° 31).

Congélation.

Les parties qui se gêlent le plus facilement sont les pieds, les mains, les oreilles et le nez. La congélation se reconnaît au gonflement de la partie qui devient violette, froide et insensible. Il ne faut pas trop se hâter d'approcher du feu les parties gelées; cette pratique peut en déterminer plus promptement la mortification ou gangrène. On les frottera d'abord avec de la neige ou de la glace pilée, on les plongera dans l'eau froide que l'on réchauffera lentement et dans laquelle on ajoutera un peu *d'eau-de-vie camphrée :* on les enveloppera de linges trempés dans la même liqueur, et on fera prendre au malade quelques tasses de thé et un peu de vin sucré auquel on ajoutera une cuillerée à café *de teinture de cannelle* par verre.

Hernie ou Descente.

Petite tumeur qui se manifeste au pli de l'aine, ordinairement après un effort; elle augmente par les secousses de la toux, et disparaît lorsqu'on la presse avec la main étant couché sur le dos.

Aussitôt que l'on s'aperçoit de cet accident, on doit faire rentrer la tumeur et s'opposer à sa sortie au moyen d'un bandage. Pour appliquer ce bandage, on fera coucher le malade sur le dos, la tête inclinée sur la poitrine, les cuisses fortement fléchies sur le ventre, les fesses plus élevées que le reste du corps; on repoussera, doucement, la tumeur de bas en haut, jusqu'à ce qu'elle soit tout-à-fait rentrée. On appliquera le bandage herniaire de manière que la pelote appuie sur la place qu'occupait la tumeur, et on le fixe au moyen de la ceinture et du sous-cuisse. On s'assurera que le bandage est convenablement appliqué, lorsque la tumeur ne reparaît pas, malgré la toux, les efforts comme pour aller à la garde-robe et les mouvemens en tous sens que l'on fera exécuter au malade.

Si malgré l'application du bandage, la hernie continuait à sortir et à être douloureuse, il faudra renoncer au bandage et soutenir les bourses relevées.

Entorse, Foulure.

Immédiatement après l'accident on plongera la partie lésée dans de l'eau de mer froide; on appliquera ensuite des compresses trempées dans cette eau ou de *l'eau-de-vie comphrée;* on placera une bande modérément serrée, et on recommandera surtout le plus grand repos, si l'accident a lieu au pied.

S'il survient de la douleur et du gonflement on renoncera à ces moyens pour recourir aux cataplasmes ou même aux sangsues.

Fractures.

On reconnaît une fracture à l'impossibilité de mouvoir le membre, à sa mauvaise conformation, à son raccourcissement, et surtout au bruit que les bouts de l'os cassé font entendre lorsque l'on veut faire exécuter quelques mouvements. Une fracture étant reconnue, on place le malade dans une position commode, on tache de rendre au membre sa forme et sa longueur par des tractions graduées, pendant que l'on retient le corps ; et lorsque, par des manipulations adroites, on est parvenu à mettre les bouts de l'os cassé en rapport, on applique un bandage propre à les maintenir en contact.

On ne peut s'occuper ici que des fractures simples des membres, comme les plus ordinaires à bord des navires, en simplifiant autant que possible, les bandages propres à les guérir.

Fracture de la Clavicule.

Une des fracture la plus commune chez les marins, est celle de la clavicule. Comme cet os est placé sous la peau, on la reconnaîtra assez facilement à la difformité de la partie comparée à celle du côté opposé. L'épaule est abaissée et le corps incliné de ce côté; le coude est écarté du tronc, et le malade porte la main opposée vers cette partie pour soutenir le poids du bras du côté malade.

Pour remédier à cet accident, on placera dans le creux de l'aisselle, un coussin d'étoupe enveloppée de linge fin; on soulèvera fortement le coude en le portant en avant et en le rapprochant du tronc.

On maintiendra le bras dans cette position, au moyen d'un bandage de corps, ou d'une serviette médiocrement serrée; l'avant-bras sera maintenu relevé au moyen d'une écharpe, et le coude retenu en repliant le coin de l'écharpe, que l'on fixe avec une épingle. Cet appareil sera conservé un mois pour attendre la consolidation de l'os.

Fracture du bras

On prendra une bande longue de cinq à six aunes afin de pouvoir entourer le membre. On commence par la main dans laquelle on met une pelote de charpie; quand on est rendu au lieu de la fracture, on fait trois tours de bande l'un sur l'autre, et on place quatre attelles ou éclisses d'un bois mince, l'une en devant, l'autre en arrière, la troisième en dedans et la quatrième en dehors du bras. Une personne soutient les attelles pendant qu'on les fixe soi-même avec le reste de la bande dont on avait commencé à entourer le membre. On met ensuite le bras en écharpe. On renouvelle le bandage tous les dix à douze jours, plus souvent s'il se dérange; trente-cinq à quarante jours suffisent ordinairement pour obtenir la consolidation. Après ce tems on enlève tout l'appareil; mais on entoure encore le bras d'une bande médiocrement serrée; ce qui n'empêche pas d'exécuter des mouvements.

Dans toutes les fractures, en général, on emploie *l'eau-de-vie camphrée étendue d'eau* pour imbiber les compresses dont on se sert pour l'appareil. On arrose cet appareil une ou deux fois par jour dans le commencement avec cette même eau, puis à quelques jours d'intervalle dans le courant du traitement.

Fracture de l'avant-bras.

Que les deux os soient cassés ou qu'il n'y en ait qu'un, on appliquera, en avant et en arrière, une compresse pliée en cinq ou six doubles, de la largeur d'un pouce, et assez longue pour s'étendre, depuis le coude en arrière et le pli du bras en avant, jusqu'à la main. On entourera le membre, en commençant par le poignet, avec une bande modérément serrée; on fera trois tours sur l'endroit de la fracture; on placera alors deux attelles sur les compresses placées comme il est dit, en avant et en arrière; on fixera les attelles avec le reste de la bande, ayant l'attention de les recouvrir dans toute leur longueur. Le bandage achevé, l'avant-bras à demi-fléchi, sera soutenu par une écharpe. Vingt-cinq à trente jours sont nécessaires pour la consolidation. Si le bandage ne se dérange pas, un seul pansement fait le douzième ou quinzième jour de l'accident, est suffisant.

Fracture de la cuisse.

Dans les fractures de la cuisse, il faut d'abord placer le malade sur un matelas étendu sur un coffre ou même sur le tillac du navire; essayer ensuite de rendre au membre sa forme naturelle, en mettant en rapport les extrémités de l'os fracturé. On tâchera de maintenir le rapport des fragmens, en fléchissant la cuisse sur le bassin au moyen d'un traversin ou oreiller placé sous le jarret, de manière à ce que la jambe soit elle-même fléchie sur la cuisse, le talon étant appuyé et soutenu. Après avoir bien fixé le membre dans cette position, en remplissant les vides avec des étoupes enveloppées de linge fin, on recouvrira la partie fracturée de compresses imbibées *d'eau-de-vie camphrée*. S'il survient de la douleur et du gonflement, on appliquera des cataplasmes émolliens. Si le malade est jeune et vigoureux, on pratiquera une saignée; nonobstant ces moyens, pour combattre l'agitation et l'insomnie souvent inséparables de ces sortes de fractures, on donnera, le soir, au blessé, la *potion calmante*, *formule n°* 14. On recommandera au malade la plus parfaite immobilité pendant toute la durée du traitement, qui exige au moins deux mois.

Nous bornerons-là nos conseils pour les fractures de la cuisse et du col du fémur, parce que l'expérience a démontré que l'application, pour les capitaines, des bandages et des attelles, a presque toujours été plus nuisible qu'utile. Dans ces cas de fractures on se hâtera de mettre le blessé dans un hôpital aussitôt que possible.

Fracture de la jambe.

Dans les fractures de la jambe, il est trop difficile que les capitaines puissent appliquer convenablement les bandages usités en pareil cas;

et les exemples d'accidens auxquels ont donné lieu ces tentatives, nous déterminent à conseiller un procédé qui nous paraît plus simple, et exempt des inconvénients qui ont souvent nécessité l'amputation du membre. Ce procédé consiste à recouvrir et entourer le membre d'étoupes trempées dans une *solution de gomme*, avec addition d'une suffisante quantité de farine, pour que ce mélange ait une consistance de bouillie.

Voici comment on pourra procéder à l'application du bandage: on commencera, comme il a été dit précédemment, par réduire la fracture, en plaçant d'abord le malade sur un plan solide et horizontal, parce que le hamac est tout-à-fait nuisible dans toutes les fractures, et particulièrement dans celles de la jambe et de la cuisse. On prendra un linge de dimension suffisante pour entourer le membre; on étendra sur ce linge, une couche d'étoupes que l'on imbibera dans le mélange ci-dessus indiqué; on étendra la jambe sur cette couche d'étoupes bien imbibées; on garnira alors, des mêmes étoupes, les parties de la jambe non encore recouvertes. On maintiendra toutes ces étoupes au moyen du linge que l'on relèvera pour envelopper complètement la jambe. On enduira ce linge de la même solution gomeuse, avec la main ou au moyen d'un pinceau.

Le blessé conservera ce pansement jusqu'à la consolidation de la fracture, c'est-à-dire, pendant cinquante à soixante jours. Lorsque l'appareil a pris de la consistance, il peut avoir acquis assez de solidité, pour que le malade puisse se lever et se soutenir avec précaution, avant le terme fixé pour la guérison.

Cependant s'il survenait des accidents qui rendissent cette application insupportable, on arroserait, fortement et pendant long-temps, l'appareil avec de l'eau chaude, afin de parvenir à enlever facilement le linge et les étoupes.

Si la partie blessée était rouge, tuméfiée, excoriée, il faudrait, pendant quelques jours, la couvrir de cataplasmes, de compresses imbibées *d'eau végéto-minérale, formule* n° 23. Ces accidents dissipés, on reviendra au premier pansement.

Des luxations.

La luxation est la sortie de la tête d'un os de sa cavité, et le traitement doit avoir pour résultat, de la replacer dans sa position naturelle.

On conçoit qu'il serait superflu de donner ici, à MM. les capitaines, les préceptes à mettre en pratique dans les différentes luxations qui peuvent exister. Néanmoins, comme la luxation de l'épaule se présente le plus communément à bord, nous dirons, sur la manière de la réduire, un mot généralement applicable aux autres luxations.

Si, à la suite d'une chûte sur l'épaule ou d'un

coup reçu sur cette partie, le blessé remue difficilement le bras; si on observe que le moignon de l'épaule est applati, que le coude est écarté de la poitrine, qu'une main descend plus bas que l'autre, on a de fortes raisons de croire que l'os du bras est luxé, *déboîté.* Dans ce cas on fera des tractions modérées sur l'extrémité du membre pendant que l'on retient le corps ; on fait exécuter de légers mouvemens au bras, pendant que l'on repousse avec force la tête de l'os vers la cavité d'où elle est sortie ; on rapproche aussitôt le coude du corps, ce dernier mouvement s'exécutant avec facilité, indépendamment du bruit particulier que fait l'os en rentrant dans sa cavité, indique la réduction de la luxation; on recouvrira ensuite l'épaule de compresses *d'eau végéto-minérale*, et le bras sera soutenu en écharpe pendant sept à huit jours seulement.

Les luxations de la cuisse, du genou et du coude, sont souvent si difficiles à bien juger par les praticiens eux-mêmes, que nous regarderions comme dangereux tout précepte donné aux capitaines à ce sujet. Il est cependant indispensable que le malade observe le plus grand repos et que l'on ait recours aux moyens convenables pour calmer la douleur, tels que les saignées, les cataplasmes n° 21 et la *potion* n° 14.

Mais autant que les circonstances le permettront, il conviendra que les capitaines se rapprochent des navires de l'État qui seraient à leur portée, pour réclamer les secours de leurs chirurgiens ; ou ils devront même relâcher au port le plus voisin pour y mettre le blessé à l'hôpital.

TROISIEME PARTIE.

MEDICAMENS POUR L'USAGE INTERNE.

TISANES OU BOISSONS DÉLAYANTES.

N° 1. Tisane d'orge.

Une cuillerée d'orge que l'on fera bouillir dans une pinte et demie d'eau jusqu'à ce que l'orge soit crevée. On sucrera avec du sucre ou du miel.

N° 2. Tisane adoucissante.

On peut la composer avec une forte cuillerée de gomme arabique en poudre que l'on fait dissoudre dans une pinte d'eau; ou en ajoutant à la tisane précédente deux cuillerées à café de gomme en poudre.

N° 3. Tisane émolliente.

Sur une cuillerée à soupe de semence de lin on versera une pinte d'eau bouillante que l'on sucrera.

N° 4. Limonade de Crême de tartre.

Deux cuillerées à café de crême de tartre que l'on fera dissoudre dans une pinte d'eau bouillante.

N° 4. Limonade Citrique.

Une cuillerée de suc de citron pour une pinte d'eau sucrée.

N° 5. Tisane Nitrée.

On ajoutera à la tisane d'orge, ou à la tisane n° 2 et n° 3, une à deux prises de sel de nitre.

N° 6. Infusion ou thé de Camomille.

Sur une pincée de fleurs de camomille on versera une pinte d'eau bouillante; on laissera infuser jusqu'à refroidissement et on passera à travers un linge.

Miel et Extrait de réglisse.

Dans le cas où le tems ne permettrait pas d'avoir du feu pour préparer les tisanes indiquées, on donnera pour boisson au malade, de l'eau dans laquelle on délayera une ou deux cuillerées de miel par pinte. Le miel pourra être remplacé par l'extrait de réglisse dont l'usage est si connu particulièrement contre les rhumes.

N° 7. Potion Vomitive.

On délayera dans un demi-verre d'eau, un paquet d'ipécacuanha en poudre. Si le premier paquet ne produisait pas d'effet, on en donnerait un second à demi-heure d'intervalle; il est rare que l'on soit obligé d'employer un troisième paquet.

N° 8. Emétique.

l'émétique ne se donnera qu'en lavage à la dose d'un grain dans une pinte d'eau, excepté dans le cas d'apoplexie (voyez cet article).

N° 9. Potion Purgative.

On prendra un paquet de rhubarbe contuse et une cuillerée à soupe de sel d'Epsom que l'on mettra dans un verre d'eau bouillante: on laissera infuser jusqu'à refroidissement, on ajoutera un paquet de manne que l'on fera fondre sur le feu. On passera le tout à travers un linge et l'on prendra le matin à jeun en une seule dose On facilitera les évacuations en buvant quelques tasses de thé léger,

N° 10. Sel d'Epsom.

On fera dissoudre dans deux tasses de thé deux cuillerées à soupe de sel d'Epsom, et l'on prendra chaque tasse à demi-heure d'intervalle.

N° 11. Crême de tartre.

Elle s'administre à la dose d'une cuillerée à soupe délayée dans un verre d'eau miellée ou sucrée.

N° 12. Poudres Purgatives.

On fera prendre un paquet de jalap délayée dans une tasse de thé avec une cuillerée à café d'eau-de-vie. On continuera l'usage du thé pour faciliter l'action purgative.

N° 13. Rhubarbe en Poudre.

On en prendra un paquet délayé dans deux ou trois cuillerées de vin, ou dans un demi-verre d'infusion de camomille. Tout le monde connaît l'usage de la rhubarbe en poudre prise dans la première cuillerée de soupe.

N° 14. Potion Calmante.

On prendra une cuillerée à café de gomme arabique en poudre, que l'on fera dissoudre en l'agitant dans un verre d'eau sucrée ; on y ajoute 12 à 15 gouttes de laudanum liquide, à prendre par cuillerée d'heure en heure. Dans certains cas, on peut ajouter 15 à 20 gouttes d'éther dans cette même potion, en supprimant alors la gomme arabique.

N° 15. Sulfate de Quinine.

On en donnera un paquet dans un mélange d'eau et de vin, deux cuillerées de chaque, la veille de l'accès, on répétera cette dose deux heures avant le retour présumé de la fièvre. Si les accès sont violents et le frisson de longue durée, on donnera une troisième dose de sulfate de quinine, comme il est dit à l'article fièvre intermittente.

N° 16. Lavement au Sulfate de Quinine.

On délayera deux, trois à quatre paquets de sulfate de quinine, dans un verre et demi d'eau ou de tisane n° 2.

N° 17. Les lavemens se préparent simplement avec de l'eau tiède, avec la semence de lin ou le riz que l'on fait bouillir, à la dose d'une cuillerée à soupe, dans une demi-pinte d'eau; lorsqu'on veut calmer des douleurs, on ajoute au lavement 8 à 10 gouttes de laudanum liquide.

N° 18. Alcool ou teinture de quinquina

On en mettra une cuillerée à café dans trois à quatre cuillerées à soupe de vin ou dans un demi-verre d'infusion de camomille, comme il a été dit aux articles fièvres intermittentes et scorbut.

N° 19 Alcool ou teinture de cannelle.

S'emploie comme la précédente, voyez article congélation page 31.

MEDICAMENTS POUR L'USAGE EXTERNE.

N° 20. Farine de Moutarde.

On en délayera dix à douze cuillerées dans de l'eau bien chaude pour un bain de jambes de huit à dix minutes de durée.

On en fait aussi des cataplasmes avec de l'eau bouillante, pour les appliquer aux pieds, aux mollets ou aux genoux, dans les cas indiqués. On aura l'attention de les retirer dès qu'ils causeront une douleur vive au malade.

N° 21. Farine de Lin.

On fait des cataplasmes émolliens avec cette farine seulement; ou on la mêle avec la farine de moutarde par parties égales, pour en former des cataplasmes sinapisés que l'on emploie comme il est dit à l'article précédent.

N° 22. Alcali volatil fluor ou ammoniaque liquide.

On le fait respirer mais avec réserve, dans les cas de syncope ou d'asphixie. Il faut surtout éviter d'en laisser tomber sur les lèvres ou dans la bouche.

N° 23. Extrait de Saturne.

Il est employé à la dose de dix à douze gouttes dans un verre d'eau pour les pansemens et pour arroser la surface des cataplasmes. En ajoutant au mélange une cuillerée à café d'eau-de-vie camphrée et 8 à 10 gouttes de laudanum liquide, on forme un collyre employé au déclin des ophthalmies.

N° 24. Alcool camphrée. Eau-de-vie camphrée.

Entendu dans l'eau, il convient dans le traitement des entorses, des fractures, vieux ulcéres et de la gangrène. En friction il peut calmer certaines douleurs de rhumatisme.

N° 25. Emplâtre épispastique.

(VÉSICATOIRE.)

On étendra cet emplâtre sur un morceau de linge : on soupoudrera de cantharides l'emplâtre étendu, appuyant avec le doigt sur les cantharides pour les faire pénétrer dans l'emplâtre, Si l'on manque d'emplâtre épispastique on se servira de poudre de cantharides que l'on mélangera avec de l'onguent jaune

Avant de placer le vésicatoire on rase la partie et on frotte avec du vinaigre, puis on assujettit l'emplâtre avec une compresse et une bande de linge. Le lendemain on lève l'appareil, on perce l'ampoule sans la détacher et on panse avec l'onguent jaune étendu sur un linge. On entretient la suppuration avec la pommade au garou.

N° 26. Pommade au Garou.

Son usage vient d'être indiqué pour le pansement des vésicatoires.

N° 27. Emplâtre de vigo cum mercurio.

On en étend sur un morceau de peau ou de linge pour appliquer sur les engorgemens des glandes du cou, des aines et des aisselles.

N° 28. Emplâtre diachylon.

On l'étend comme le précédent après l'avoir ramolli en le plongeant dans de l'eau bien chaude. Il convient pour faciliter la suppuration des clous ou furoncles.

N° 29. Sparadrap de diachylon.

C'est le diachylon étendu sur du linge. Il sert à réunir les plaies récentes et non contuses.

N° 30. Onguent anti-psorique du Codex.

On se frotte matin et soir avec cet onguent dont on prend gros comme une noix pour chaque friction.

N° 31. Onguent Jaune.

Il convient dans les brûlures, dans les plaies anciennes. On l'étend sur du linge ou de la charpie. En voici la formule adoptée dans les hôpitaux de la marine.

Huile d'olive fine *lb* J S.
Cire jaune.................*lb* J.
Poix résine................*lb* J.ZXIV

faites fondre sur un feu doux, & passez.

N° 32. Onguent mercuriel simple.

Il sert à panser les bubons ouverts et les ulcères vénériens. On l'emploie aussi pour détruire la vermine, en frictionnant les parties affectées avec gros comme une noisette de cet onguent.

N° 33. Calomelas à la Vapeur.

On en soupoudre légèrement les chancres vénériens lorsqu'il n'y a presque plus d'inflammation et qu'ils suppurent peu.

N° 34. Chlorure d'oxide de sodium et celui de chaux.

Ces chlorures sont d'une grande utilité pour désinfecter le local qu'habitent les malades, surtout le vase qui sert aux garde-robes, et en général l'intérieur de tout navire dont l'air est vicié par la réunion d'un grand nombre d'hommes ou d'autres causes. Pour cet effet, on met un demi-verre de chlorure d'oxide de sodium dans une bouteille d'eau, et ce mélange sert à arroser le lieu infecté. La dose doit être plus forte si la fétidité est plus considérable. Cette opération est renouvelée deux ou trois fois par jour selon l'urgence.

Ce chlorure est aussi employé dans les pansemens des ulcères fétides et de mauvaise nature; on en met une cuillerée sur quatre cuillerées d'eau.

Si on emploie le chlorure de chaux, on en mettra deux cuillerées par pinte ou bouteille d'eau, on agitera le tout, pour répandre de cette dissolution dans l'endroit insalubre.

N° 35. Baume opodeldoch Solide.

Employé particulièrement dans les douleurs rhumatismales.

On en prend une cuillerée à café qu'on étend de suite sur un morceau de flanelle dont on frotte la partie douloureuse.

MÉDICAMENS,

LINGE ET USTENSILES CONTENUS DANS LA CAISSE (1)

du Navire
armé par M
commandé par M allant
à avec hommes
d'équipage.

QUANTITÉS.		MÉDICAMENS (2).
livres.	onces.	
		Alcali volatil fluor
		Baume Opodeldoch solide, 1 flaçon de 8 à 15 hommes et 2 de 16 à 19
		Calomélas à la vapeur
		Cantharides en poudre
		Chlorure de chaux sec, 1 flacon de 8 à 15 hommes et 2 de 16 à 19
		Chlorure d'Oxide de sodium, 1 bouteille de 8 à 15 hommes et 2 de 16 à 19
		Crême de tartre en poudre
		Eau-de-vie camphrée
		Emplâtre vésicatoire

(1) Lorsque l'équipage est de 20 hommes, *non compris* les mousses, le Navire doit avoir un Chirurgien (Ordonnance du 4 août 1819).

(2) Nous avons cru devoir laisser aux Médicamens leurs dénominations les plus connues, le Capitaine étant muni d'une instruction pour les administrer.

QUANTITÉS.		
livres.	onces.	*Suite des Médicamens.*
		Emplâtre de diachylon gommé
		Id. de vigo cum-mercurio
		Ether sulfurique rectifié
		Extrait de réglisse
		Id. de saturne
		Farine de moutarde
		Id. de semence de lin
		Fleurs de camomille romaine
		Gomme arabique en poudre
		Laudanum liquide de Sydenham
		Miel blanc
		Orge perlé
		Onguent anti-psorique, du *Codex*
		Id. jaune
		Id. mercuriel simple (*ou gris*)
		Id. ou pommade au garou, du *Codex*
		Paquets d'Emétique de *un grain* chaque, 8 de 8 à 11 hommes, 12 de 12 à 15 et 16 de 16 à 19
		Id. d'Ipécacuanha en poudre de *huit grains* chaque, 8 de 8 à 11 hommes, 12 de 12 à 15, et 16 de 16 à 19
		Id. de Rhubarbe en poudre de *douze grains* chaque, 20 de 8 à 11 hommes 30 de 12 à 15, et 40 de 16 à 19
		Id. de Rhubarbe coutuse de *un gros* chaque, 4 de 8 à 11 hommes, 5 de 12 à 15, et 8 de 16 à 19
		Id. de Manne de *deux onces* chaque, 2 de 8 à 11 hommes, 3 de 12 à 15, et 4 de 16 à 19

QUANTITÉS. livres.	onces.	*Suite des Médicamens.*
		Id. de Jalap en poudre de *demi-gros* chaque, 6 de 8 à 11 hommes, 10 de 12 à 15, et 12 de 16 à 19
		Id. de Sulfate de quinine de *quatre grains* chaque, 15 de 8 à 11 hommes, 20 de 12 à 15, et 25 de 16 à 19
		Id. de Sulfate de quinine de *six grains* chaque, 8 de 8 à 11 hommes, 12 de 12 à 15, et 16 de 16 à 19
		Semence de lin
		Sel d'Epsom
		Sel de nitre
		Sparadrap, pieds 1, 2 et 3
		Suc de citron alcoolisé au 8e
		Taffetas gommé, pièces 1, 2 et 3
		Teinture de canelle saturée
		Id. de quinquina saturée
		Sangsues, 36 de 8 à 11 hommes, 50 de 12 à 15, et 75 de 16 à 19

Nota. — MM. les Capitaines qui ne savent pas saigner, ne peuvent se dispenser de prendre un certain nombre de Sangsues.

QUANTITÉS.		LINGE, USTENSILES ET AUTRES OBJETS.
		Charpie fine, *par homme une once*
		Fil retors
		Linge à pansement, dont *un tiers en draps,* pour bandes, *par homme douze onces.*
		Id. id. pour l'Inde, *par hom. une liv.*
		Aiguilles et leur étui
		Bandages herniaires simples, 1 de 8 à 11 hommes, et 2 de 12 à 19
		Ciseaux à linge
		Canules en buis, 1, 2 et 3
		Epingles, 100, 150 et 200
		Galon de fil, mètres 10, 15 et 20
		Lancettes dans leur étui
		Peau blanche de mouton
		Poëlon de fer blanc de un litre
		Seringue à injection
		Id. à lavement avec canule courbe en étain
		Urinal en étain ou en fer-blanc

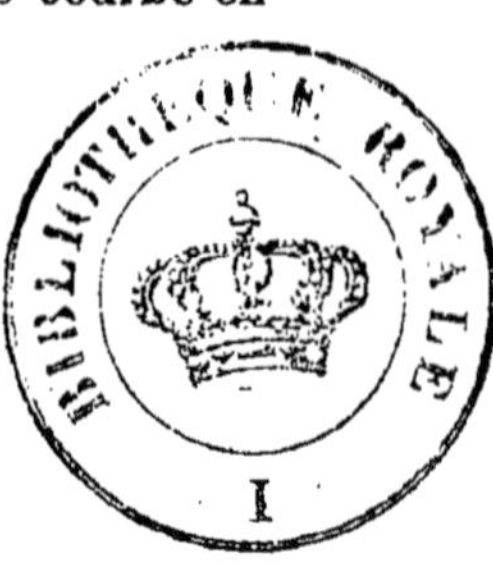

www.ingramcontent.com/pod-product-compliance
Ingram Content Group UK Ltd.
Pitfield, Milton Keynes, MK11 3LW, UK
UKHW020430230726
13925UKWH00004B/1676